LA GUÍA DEL LARINGECTOMIZADO

PARA LA PANDEMIA COVID -19

THE LARYNGECTOMEE GUIDE FOR COVID-19 PANDEMIC SPANISH EDITION

Itzhak Brook, M.D., M.Sc.

Traducción al Española: Maria J Barrios MD

ISBN: 978-1-71659-370-3

TABLA DE CONTENIDO

Dedicación

La guía está dedicada a mis compañeros laringectomizados y sus cuidadores por su valentía y perseverancia.

Descargo de responsabilidad

El Dr. Brook no es un experto en otorrinolaringología y cirugía de cabeza y cuello. Esta guía no sustituye la atención médica brindada por profesionales médicos.

Introducción

La pandemia de corona (COVID-19) presenta muchos desafíos médicos, sociales y psicológicos para los laringectomizados y sus proveedores médicos. La Guía de laringectomizados para COVID -19 proporciona información para laringectomizados y respiradores de cuello sobre cómo hacer frente a la pandemia de COVID -19. Contiene información sobre cómo prevenir la infección y tratar la depresión, el aislamiento social, la fibrosis, el linfedema, los problemas mucosos y la fuga de la prótesis de voz. Brinda sugerencias sobre cómo lidiar con la dilatación esofágica, la hospitalización y cómo mantenerse en forma y comer bien.

Se puede encontrar información adicional sobre el cuidado de laringectomizados en "La Guía de laringectomizados", "La Guía de laringectomizados Edición ampliada" (ambos están disponibles como libro electrónico, libro de bolsillo y Kindle gratuitos a través de Amazon, consulte la página 54-55). También hay información similar disponible en mi sitio web "My Voice" (https://dribrook.blogspot.com/). Las guías y el sitio web contienen información sobre los efectos secundarios de la radiación y la quimioterapia; los métodos de hablar después de la laringectomía; cómo cuidar las vías respiratorias, el estoma, el filtro de intercambio de calor y humedad y la prótesis de voz. Además, abordan problemas de alimentación y deglución, preocupaciones médicas, dentales y psicológicas, respiración y anestesia, hospitalización y viajes como laringectomizado.

La información y los consejos brindados en la Guía de laringectomizados para la infección por COVID-19 se basan en las recomendaciones y el conocimiento disponibles al momento de preparar la guía el 1 de junio de 2020. La información y el conocimiento sobre la prevención y el manejo de la COCID-19 están creciendo y en constante evolución. Debido a que las recomendaciones para la prevención y el tratamiento de COVID-19 pueden cambiar, es importante seguir las actualizaciones del departamento de salud local y del Centro de Control y Prevención de Enfermedades y consultar con profesionales médicos.

Si bien esta guía no sustituye la atención médica profesional, puede ser útil para los laringectomizados y sus cuidadores para manejar sus vidas y enfrentar los desafíos de la pandemia de COVID-19.

Capítulo 1:

Prevenir y proteger a los que respiran por el cuello (incluidos los laringectomizados) y a los pacientes con cáncer contra COVID-19

Prevención de la infección por coronavirus en personas que respiran por el cuello (incluidos laringectomizados)

La mayoría de las personas experimentan menos "resfriados" después de la laringectomía. Se cree que esto se debe a que los virus respiratorios generalmente primero infectan la nariz antes de propagarse a otras partes del cuerpo (incluidos los pulmones). Debido a que los laringectomizados no inhalan por la nariz, este modo de transmisión es raro.

Sin embargo, todos los virus respiratorios (incluido el COVID-19) también pueden acceder al cuerpo a través de la nariz, la boca, la conjuntiva y el estoma (en quienes respiran por el cuello) después de que son inhalados o introducidos por un objeto o una mano contaminados. Por lo tanto, es prudente que los laringectomizados sean más vigilantes para protegerse.

Los laringectomizados también pueden estar en riesgo de malos resultados con COVID-19 debido a otra comorbilidad médica (p. Ej., Enfermedad pulmonar crónica, enfermedad vascular periférica, enfermedad cardíaca, enfermedad cerebrovascular, diabetes, antecedentes de cáncer subyacente) y la propensión al colapso de los lóbulos inferiores (atelectasia) debido a la pérdida de la resistencia de las vías respiratorias superiores. Además, debido a que muchos laringectomizados tienen antecedentes de tabaquismo, también son propensos a infecciones agudas debido al deterioro de la función mucociliar y a la irritación de las mucosas por el aire inspirado frío y seco.

La información y el conocimiento sobre la prevención y el manejo de COVID-19 está creciendo y evolucionando constantemente. Debido a que las recomendaciones para la prevención y el tratamiento de COVID-19 pueden cambiar, es importante seguir las actualizaciones del departamento de salud local y del Centro de Control y Prevención de Enfermedades (CDC) y consultar con profesionales médicos.

Si alguien en contacto cercano con laringectomizados está expuesto o infectado con COVID-19, él / ella debe ponerse en cuarentena y evitar cualquier contacto con el respirador del cuello. Es importante que los laringectomizados se protejan a sí mismos y a los demás en la comunidad del

COVID-19. Debido al mayor riesgo de aerosolización de su estoma, el potencial de convertirse en "super esparcidores" requiere que los pacientes con laringectomía total siempre cubran su estoma en público. La mejor protección contra la aerosolización y la inhalación de partículas virales en la comunidad es cubrir el estoma con un HME que incluya un filtro bacteriano y / o viral. Muchos pacientes prefieren usar tubos de laringectomía, pero durante esta pandemia, un HME unido al estoma con una placa base permite un sello que forzará todo el aire a través del HME, minimizando así aún más la aerosolización. Si el paciente no puede obtener un buen sellado con la placa base HME, puede usar tubos de laringectomía que acepten filtros HME como una opción.

- Los laringectomizados pueden protegerse a sí mismos y a los demás siguiendo estos pasos:

Usar intercambiador de calor y humedad (HME) 24/7, especialmente cuando está cerca de otras personas. HME con mayor capacidad de filtrado funcionaría mejor para reducir el riesgo de inhalación del virus (es decir, Provox MicronTM). (Imagen 1) Provox Micron, tiene un filtro electrostático y una tasa de filtración> 99.9% y su cubierta evita el contacto directo de los dedos con el estoma al hablar. Usarlo también protege a otras personas cuando el laringectomizado está infectado. Tiene máxima actividad durante las primeras 24 horas de uso. El adaptador de casete Provox HME permite el uso de un casete Provox HME en cualquier tubo de traqueotomía con un conector ISO de 15 mm. Aquellos con traqueotomía pueden protegerse usando ProTrach XtraCare HME.

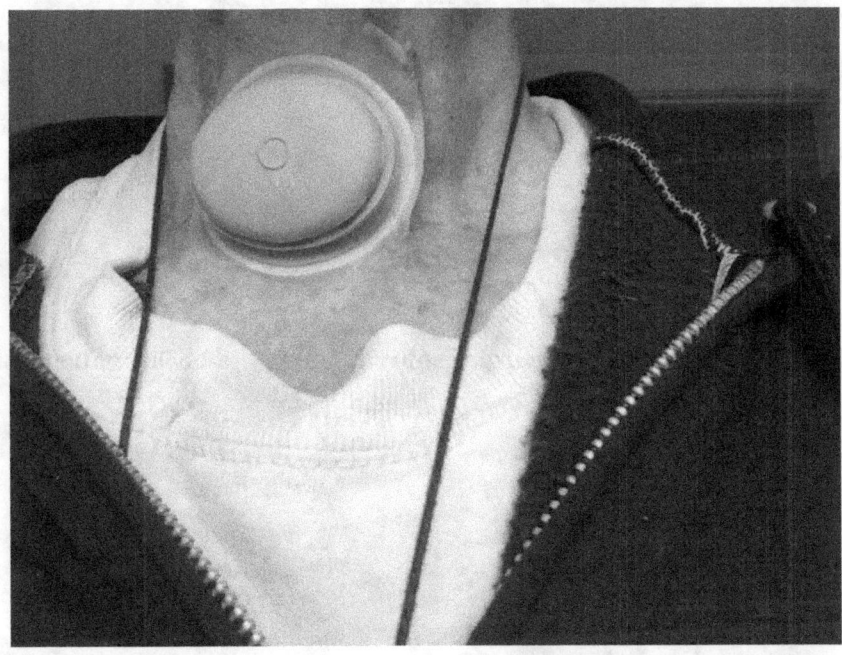

Imagen 1: Provox micron

- Usar un HME de manos libres (porque no requiere tocarse al hablar) en aquellos que usan el habla traqueal esofágica. Aquellos que usan un HME regular deben lavarse las manos antes de tocar su HME.
- Usar mascarilla quirúrgica (Imagen 2, 3), cuello alto 100% algodón o bufanda sobre el estoma. Ate las cuerdas superiores de la máscara alrededor del cuello, use una cuerda de extensión adicional para conectar las dos cuerdas inferiores de la máscara debajo de los brazos y detrás de la espalda. (Imágenes 4-6)
- Usar una mascarilla quirúrgica o un respirador adicional sobre la nariz y la boca, y anteojos protectores o máscara facial (Imagen 2, 3). Esto puede evitar que el virus ingrese al cuerpo a través de estos sitios o se propague a otras personas cuando se infecta. Los hombres deben afeitarse el vello facial antes de usar una mascarilla quirúrgica o un respirador. Si se usa correctamente, una mascarilla quirúrgica puede ayudar a bloquear las gotas, salpicaduras, aerosoles o salpicaduras de partículas grandes que puedan contener microorganismos (virus y bacterias). (Imagen 7) Si bien una mascarilla quirúrgica puede ser eficaz para bloquear salpicaduras y gotas de partículas grandes, no filtra ni bloquea partículas muy pequeñas en el aire que pueden transmitirse al toser y estornudar. El uso de la máscara en el estoma y la cara también sirve para evitar que los laringectomizados toquen estos lugares con las manos sucias.

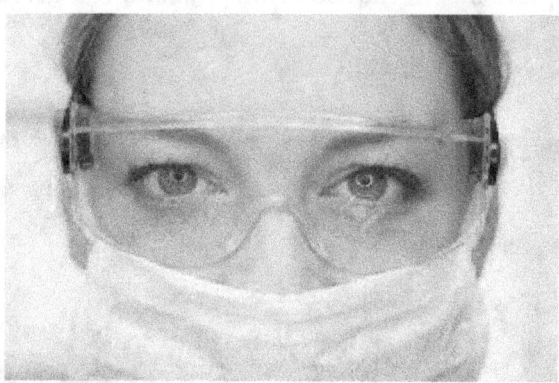

Imagen 2: Uso de mascarilla quirúrgica sobre la nariz y la boca y gafas protectoras

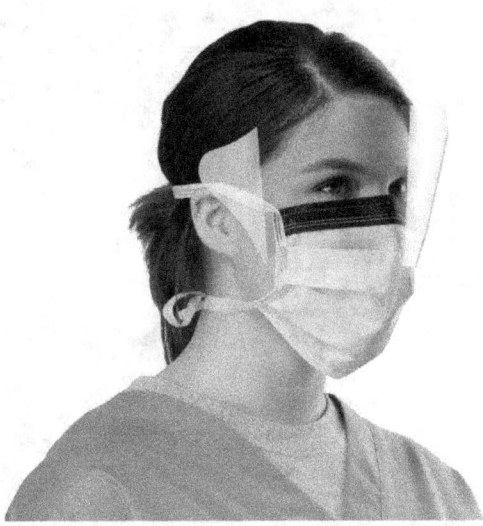

Imagen 3: Uso de protector facial y mascarilla quirúrgica

- Lavarse las manos con frecuencia con agua y jabón durante al menos 20 segundos. Use un desinfectante de manos a base de alcohol que contenga al menos un 60% de alcohol si no hay agua y jabón disponibles. Esto es especialmente importante antes de manejar el estoma y tocar el HME cuando se habla usando el habla traqueoesofágica.

- Evite tocar el estoma, HME, ojos, nariz y boca con las manos sin lavar. Una rutina útil es usar la mano no dominante para tocar el estoma y la mano dominante para otras actividades (por ejemplo, tocar la manija de una puerta).

- Evitar el contacto cercano con personas enfermas y evitar lugares públicos y concurridos.

- Limpiar y desinfectar objetos y superficies que se tocan con frecuencia.

Aquellos en contacto cercano con respiradores de cuello pueden exponerlos al virus cuando se vuelven portadores asintomáticos o se infectan con COVID-19. Estas personas, así como las personas que respiran por el cuello, deben observar una meticulosa higiene de las manos y usar máscaras quirúrgicas, guantes, protectores de ojos y otros elementos de protección siempre que estén en contacto entre sí.

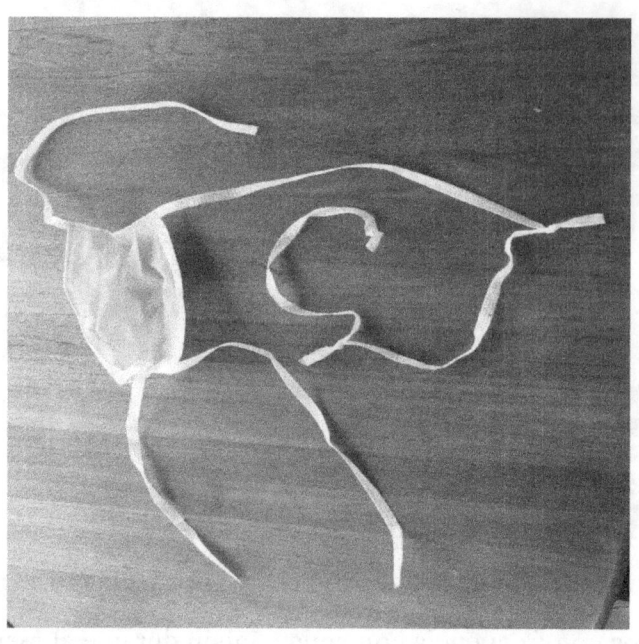

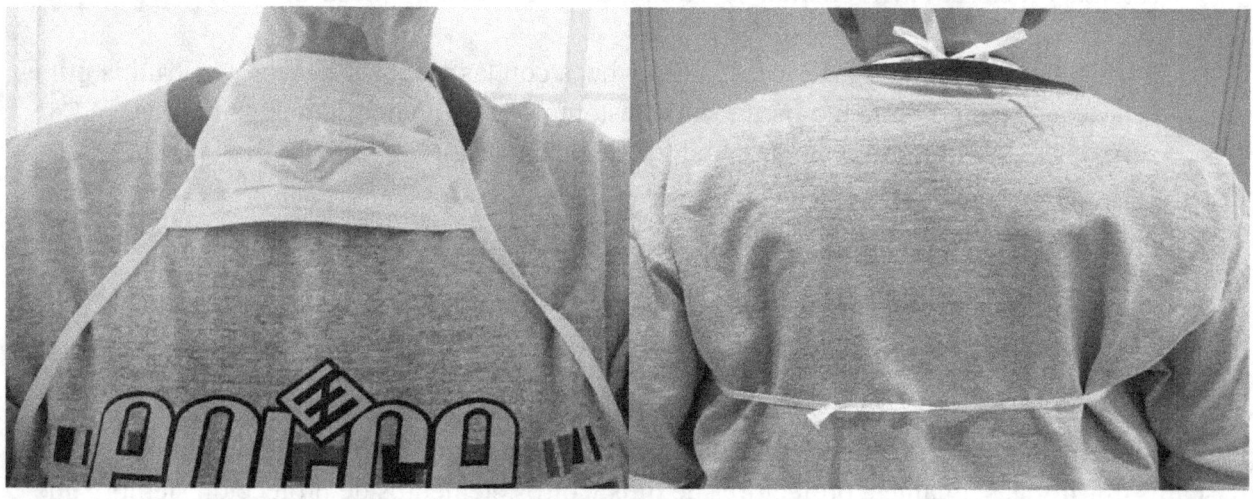

Imágenes 4-6: Uso de una mascarilla facial modificada sobre el estoma

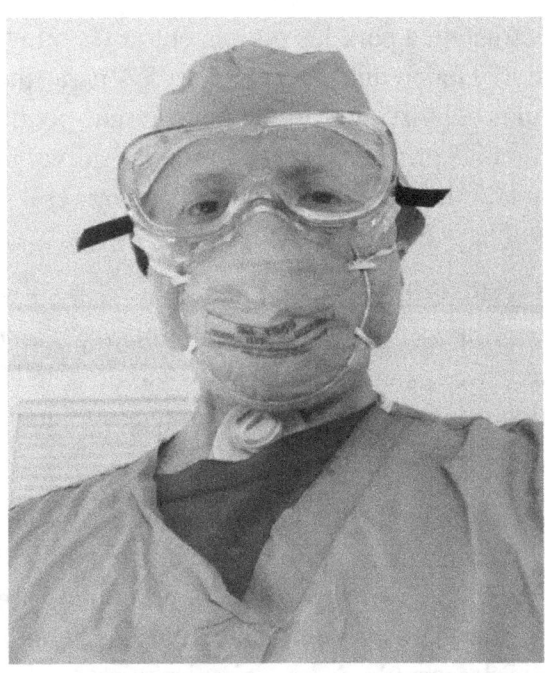

Imagen 7: Protección con Provox Micron, mascarilla N95 y gafas protectoras.

Información sobre mascarillas, respirador N95 y cubierta facial suave para respiradores de cuello

Se recomienda que los respiradores de cuello, incluidos los laringectomizados, cubran su estoma (incluso cuando se usa un HME) y la nariz y la boca con dos mascarillas quirúrgicas o respirador (solo para el estoma) y, si no están disponibles, con una cubierta suave (de tela).

Si se usa correctamente, una mascarilla quirúrgica puede ayudar a bloquear las gotas, salpicaduras, aerosoles o salpicaduras de partículas grandes que pueden contener gérmenes (virus y bacterias). Las mascarillas quirúrgicas también pueden ayudar a reducir la exposición de las secreciones respiratorias del usuario a otras personas.

Si bien una mascarilla quirúrgica puede ser eficaz para bloquear salpicaduras y gotas de partículas grandes, no filtra ni bloquea las partículas muy pequeñas en el aire que pueden transmitirse al toser y estornudar. Es importante señalar que el uso de un respirador N95 y una pantalla facial puede no ser 100% efectivo para prevenir la transmisión de COVID-19. Dos metanálisis recientes; por Smith et al., y Long et al, no pudieron demostrar la superioridad de los respiradores N95 sobre las mascarillas quirúrgicas estándar para prevenir la influenza.

Un respirador N95 (la "N" significa No efectivo contra materiales aceitosos, el "95" significa que el 95% de las partículas no aceitosas en el aire se filtran y el "respirador" significa un dispositivo que protege contra la inhalación de partículas peligrosas) funciona mediante proporcionando una

13

barrera tanto física como electrostática para las gotitas entrantes que transportan partículas del virus SARS-CoV-2. (Imagen 8) Tienen una eficacia del 95% para filtrar partículas de más de 0,3 micrones. Aunque las partículas del virus en sí mismas son más pequeñas que 0,2 micrones, son transportadas por gotas mucho más grandes de agua, moco y saliva. Debido a que los poros de los respiradores tienen un tamaño de aproximadamente 1 micra, el componente electrostático de la filtración es muy importante para brindar protección.

La capa exterior de la máscara N95 está hecha de material resistente a los fluidos para evitar que entre la humedad y la capa interior está hecha de tela sintética. Cuando se lava con agua y jabón, pierde gran parte de su eficacia. La luz ultravioleta y los vapores de H_2O_2, así como el calor cálido y húmedo, destruyen los virus sin dañar la tela sintética y pueden permitir la reutilización sin disminuir la eficiencia.

Si se reutiliza un respirador, se debe tener mucho cuidado al quitar la máscara sin tocar sus superficies y, por lo tanto, contaminarla. Se requiere un ajuste cuidadoso. La prueba de la máscara se realiza rociando sacarina en su superficie; si uno puede inhalar y saborear la sacarina, la máscara no cumple con los estándares. Si uno puede oler las cebollas, el ajo o el alcohol en el aliento de alguien, él / ella está demasiado cerca, seis pies o no.

La evidencia actual sugiere que es más difícil transmitir el COVID-19 a través de una superficie suave como máscaras de tela o tela (sobrevive hasta 24 horas) que en superficies duras como pomos de puertas, botones de ascensores, tableros de mesa, cubiertos, vasos, etc. donde puede sobrevivir durante 3-4 días. Sin embargo, las máscaras de tela y la tela se pueden lavar en agua caliente de alguien con COVID-19 junto con el resto de la familia, ya que la temperatura es lo suficientemente alta como para destruir el virus.

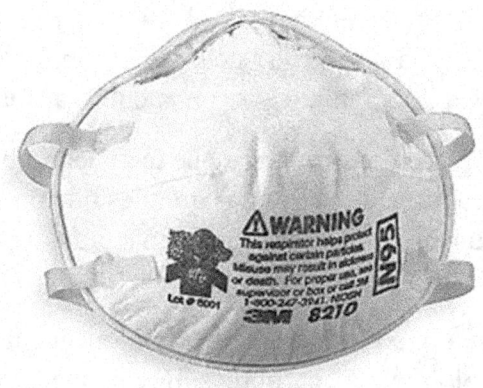

Imagen 8: respirador N95

La barba o el vello facial interfieren con la eficacia de la mascarilla facial contra COVID-19

El CDC recomienda usar una cubierta facial (por ejemplo, mascarilla quirúrgica, respirador) en entornos públicos donde otras medidas de distanciamiento social son difíciles de mantener (por ejemplo, supermercados, farmacias), especialmente en áreas de transmisión comunitaria significativa. Aunque los respiradores de cuello (laringectomizados y aquellos con traqueotomía) respiran a través de su estoma, se recomienda que usen una mascarilla además de cubrir su estoma con una mascarilla modificada o HME.

Asegurar el sellado de la mascarilla es una parte vital de las prácticas de protección respiratoria. El vello facial que se encuentra a lo largo del área de sellado de un respirador o mascarilla facial, como barbas, patillas o algunos bigotes, interferirá con los respiradores que dependen de un sello hermético de la pieza facial para lograr la máxima protección. (Imagen 9) Los gases, vapores y partículas de virus en el aire tomarán el camino de menor resistencia y pasarán por alto la parte del respirador que captura o filtra los peligros. Esto puede permitir que el virus COVID-19 acceda al tracto respiratorio.

Por lo tanto, se recomienda que todas las personas, incluidas las personas que respiran por el cuello, se eliminen el vello facial antes de usar una máscara. El afeitado puede ser un desafío para quienes se sometieron a una disección radical del cuello debido al entumecimiento facial. El uso de una afeitadora eléctrica permite la eliminación segura del vello sin dañar la piel.

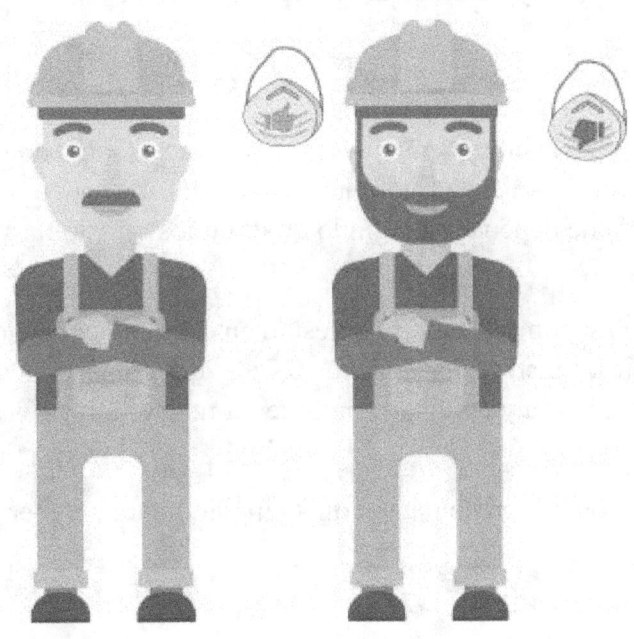

Imagen 9: Vello facial y mascarilla quirúrgica

Proteger a los pacientes inmunodeprimidos del COVID-19

Los adultos mayores, las personas que tienen afecciones médicas subyacentes graves, como enfermedades cardíacas o pulmonares o diabetes, y las personas inmunodeprimidas, parecen tener un mayor riesgo de desarrollar complicaciones graves por la enfermedad COVID-19. Cuanto mayor sea el número de factores de riesgo, mayor será el riesgo.

Algunos ejemplos de personas con sistemas inmunitarios debilitados incluyen aquellas con VIH / SIDA, pacientes con cáncer y trasplantes que están tomando ciertos medicamentos inmunosupresores y aquellas con enfermedades hereditarias que afectan el sistema inmunológico.

Personas con cáncer, incluidas aquellas con cabeza y cuello que tienen un mayor riesgo de sufrir una infección COVID -19 grave y potencialmente mortal cuando también tienen las siguientes afecciones:

- Edad> 55 años

- Enfermedad pulmonar preexistente

- Enfermedad renal o renal crónica

- Hipertensión y / o enfermedad cardiovascular

- Diabetes

- Inmunosupresión que incluye: tratamiento crónico con prednisona (> 20 mg / día), biológicos, trasplante, quimioterapia y VIH. El riesgo de desarrollar una enfermedad grave puede depender del grado de inmunosupresión.

Estas personas, así como aquellas que están en estrecho contacto con ellas, deben estar muy atentas al seguir las instrucciones de los CDC y del gobierno local. Se recomienda que se aíslen permaneciendo en casa y evitando cualquier contacto. https://www.cdc.gov/coronavirus/2019-ncov/index.html

Es aconsejable ponerse en contacto con su médico para obtener orientación y cuando se enferme.

Sobrellevar la pandemia de COVID-19 como paciente con cáncer de cabeza y cuello

La pandemia mundial de COVID-19 es particularmente estresante para quienes se someten a tratamiento para el cáncer de cabeza y cuello, sus cuidadores y los sobrevivientes de cáncer.

Debido al creciente número de pacientes con infecciones por COVID-19, muchos sistemas de salud adoptaron estrategias para brindar una atención sólida a los pacientes que no padecen COVID-19 y, al mismo tiempo, reducen el riesgo de transmisión de infecciones a los pacientes y al personal médico. Las consideraciones adicionales incluyen la disponibilidad limitada de quirófanos y camas para pacientes hospitalizados, y la escasez de equipo de protección personal necesario para proporcionar condiciones seguras e higiénicas.

A continuación se muestra un breve resumen de algunos de los cambios en el futuro cercano preparados por la Head and Neck Cancer Alliance (modificado).

Las personas que se someten a un tratamiento activo (especialmente quimioterapia) tienen un mayor riesgo de contraer una infección. Es muy importante que ellos y quienes estén en contacto cercano con ellos sigan las instrucciones de los CDC y del gobierno local:

- Lavarse las manos con agua y jabón con frecuencia, durante 20 segundos, incluidas las muñecas.

- Si no puede lavarse las manos, use desinfectante para manos y frótelas durante 20 segundos.

- Desinfectar superficies de uso común, como mesas, picaportes y teléfonos.

- Evitar el contacto directo con otras personas, como abrazar o dar la mano, y mantenerse al menos a 6 pies de distancia de otras personas.

- Evitar estar en grupos grandes de seis o más personas, especialmente cuando se encuentra en un espacio cerrado.

- Evitar compartir vasos o utensilios con otras personas.

- Cubrirse la boca o el estoma al toser o estornudar.

- Usar una mascarilla y gafas protectoras cuando esté en riesgo de exposición al virus.

- Evitar el contacto con cualquier persona que tenga una infección conocida por COVID-19 o con personas con tos y / o fiebre.

- Evitar los viajes en avión u otros medios de transporte público

- Notificar a su médico inmediatamente cuando se sienta enfermo (desarrolle tos, fiebre, dolores musculares u otros síntomas) o si después de haber estado en contacto con alguien con una infección por COVID-19 conocida o sospechada. Puede ser necesario ser evaluado y potencialmente tener que hacer la prueba para el virus.

Los pacientes que han finalizado la terapia se ven regularmente para controlar la recurrencia del cáncer y también para abordar cualquiera de los efectos secundarios de su tratamiento. En la crisis actual, estas visitas pueden no ser urgentes y pueden aumentar el riesgo de exposición al COVID-19 tanto para los sobrevivientes como para los médicos. Como resultado, muchos hospitales están posponiendo las cirugías que no son urgentes, las visitas de seguimiento de rutina y las pruebas de imagen (como tomografías computarizadas y tomografías por emisión de positrones / tomografías computarizadas) para minimizar el riesgo de transmisión y conservar los recursos de atención médica que pueden ser limitados. Sin embargo, si un paciente experimenta nuevos signos o síntomas de cáncer (p. Ej., Empeoramiento del dolor de boca o garganta, cambios en la voz o al tragar, una mancha en la boca que no ha sanado en 2 semanas, dolor de oído inexplicable, un nuevo bulto en su cuello) él / ella debe informar a su médico, ya que es posible que aún deban ser vistos.

Si bien el distanciamiento social, el aislamiento y la cuarentena en el hogar son efectivos para reducir la incidencia de COVID-19, sí aumentan los riesgos para la salud por otras causas. El aislamiento social entre los adultos mayores se asocia con un mayor riesgo de problemas de salud cardiovascular, autoinmune, neurocognitiva y mental. Por tanto, es importante que las personas no descuiden sus problemas médicos durante la pandemia.

Algunas instituciones están ofreciendo visitas virtuales a la clínica (Telemedicina), interacciones con proveedores médicos a través de una llamada de videoconferencia) en un esfuerzo por reducir la exposición tanto de los pacientes como del personal de atención médica. Si bien las visitas virtuales y la telemedicina nunca reemplazarán por completo las interacciones en persona, en tiempos de crisis, pueden proporcionar un medio eficaz para mantener una relación médico-paciente, permitiéndoles entablar una conversación dirigida sobre síntomas y preocupaciones específicos de la enfermedad, y para discutir futuros planes de atención. Las visitas virtuales pueden ser muy importantes para los sobrevivientes de cáncer de cabeza y cuello, ya que reducen la exposición individual de los pacientes en clínicas y hospitales y minimizan el riesgo para otros pacientes con cáncer con sistemas inmunitarios comprometidos, así como para los proveedores de atención médica y el personal. Los sobrevivientes y los cuidadores deben estar seguros de que estos encuentros son un enfoque sólido para la vigilancia del cáncer y pueden permitir que los proveedores identifiquen a los pacientes que pueden requerir una visita en persona.

Otras consideraciones generales:

- Mantener una comunicación cercana con la familia / seres queridos y el equipo de atención médica.

- Tener un suministro suficiente (al menos suministro para 2 semanas) de alimentos fáciles de conservar, recetas y suministros de limpieza y otros artículos esenciales.
- Ponerse en contacto con su médico para asegurarse de tener un acceso adecuado a los medicamentos recetados y los suministros necesarios (por ejemplo, alimentación por sonda, suministros de traqueotomía y equipo de protección personal)

Las personas que respiran por el cuello (laringectomizados y personas con traqueotomía) corren un mayor riesgo de infectarse con COVID-19 debido a la mayor exposición de sus vías respiratorias. Estas personas deben observar precauciones especiales (ver arriba).

Prueba de COVID-19 en laringectomizados

Hay dos tipos de pruebas disponibles para COVID-19: pruebas virales y pruebas de anticuerpos.

- Una prueba viral indica si alguien tiene una infección actual. Se obtiene al recolectar una muestra nasofaríngea (por ejemplo, nasal, orofaríngea) con un hisopo. Los respiradores de cuello deben probarse en dos lugares: recolectando una muestra nasofaríngea y una muestra del estoma.

- Se obtiene una prueba de anticuerpos obteniendo una muestra de sangre. Indica si una persona tuvo una infección previa.

Aquellos cuya prueba viral sea positiva y estén enfermos o cuiden a alguien deben tomar medidas de protección.

Un resultado negativo de la prueba viral solo significa que la persona examinada no tenía COVID-19 en el momento de la prueba. Si la prueba viral es positiva o negativa para COVID-19, la persona examinada debe tomar medidas preventivas para protegerse a sí misma y a los demás.

Es posible que una prueba de anticuerpos no pueda mostrar si una persona tiene una infección actual, porque pueden pasar de 1 a 3 semanas después de la infección para producir anticuerpos. Actualmente, no se sabe si tener anticuerpos contra el virus puede proteger a alguien para que no se vuelva a infectar con el virus, o cuánto tiempo podría durar esa protección.

Los CDC tienen pautas sobre quién debe hacerse la prueba, pero las decisiones sobre las pruebas las toman los departamentos de salud locales y estatales o los proveedores de atención médica.

Ver más detalles en https://www.cdc.gov/coronavirus/2019-ncov/symptoms-testing/testing.html y https://www.cdc.gov/coronavirus/2019-nCoV/lab/index.html

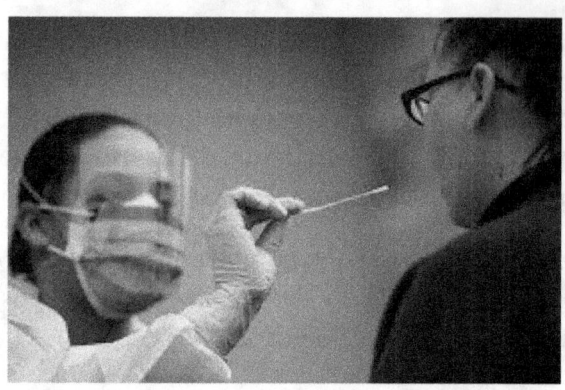

Imagen 10: Obtención de una muestra de hisopado

Capitulo 2:

Problemas psicológicos y sociales en pacientes de cabeza y cuello (incluidos laringectomizados) causados por la pandemia de COVID-19

Problemas de salud mental en pacientes de cabeza y cuello (incluidos laringectomizados) causados por la pandemia de COVID-19

El brote actual de COVID-19 está provocando depresión, miedo, ansiedad y estrés a nivel social. También se observó un aumento de muertes por suicidio durante este período de cuarentena. A nivel individual, puede exacerbar la ansiedad y los síntomas similares a la psicosis, así como provocar problemas mentales no específicos (por ejemplo, problemas del estado de ánimo, problemas para dormir, comportamientos similares a fobia, síntomas similares al pánico). Los pacientes con cáncer de cabeza y cuello (HNCP) son más vulnerables a estos problemas psicológicos, así como a la infección viral. Los laringectomizados pueden experimentar un mayor aislamiento social y soledad.

Contribuyen a ello las dificultades para obtener atención médica y de diagnóstico, medicamentos recetados y suministros médicos, y la situación económica.

HNCP con problemas de salud mental como trastornos obsesivo-compulsivos (TOC) y trastorno de estrés postraumático (PTSD), trastornos de ansiedad y depresivos y paranoia pueden experimentar una exacerbación de sus síntomas.

HNCP puede ser proactivo y aliviar parte de su vulnerabilidad psicológica al:

- Buscar y buscar apoyo de profesionales de la salud mental (por ejemplo, psiquiatras, psicólogos, trabajadores sociales)

- Recibir suministros médicos y de otro tipo en su domicilio.

- Participar en distracciones saludables como leer, mirar películas, caminar, hacer ejercicio y aprender una nueva habilidad.

- Desarrollar una rutina

- Obtener información de fuentes confiables

- Reducir la exposición a los medios de comunicación en determinados momentos del día
- Ser consciente de qué es la ansiedad y qué es la realidad en los pensamientos y conversaciones de uno.
- Seguir las pautas (es decir, usar métodos de lavado de manos recomendados, evitar tocarse la cara, evitar abrazar y estrechar la mano, quedarse en casa y comunicarse con su proveedor médico cuando tenga problemas médicos)
- Conexión con familiares y amigos a través de Internet, redes sociales, videollamadas y teléfono.

Seguir estas pautas puede ayudar a los pacientes con HNCP a navegar a través de la pandemia del virus corona.

Sobrellevando la depresión

Muchas personas se sienten deprimidas como resultado de la pandemia de COVID-19. El aislamiento social, el miedo a infectarse y las dificultades para obtener atención médica y dental contribuyen a este sentimiento. Los laringectomizados son más propensos a sentirse deprimidos debido a su dificultad para comunicarse y su lucha diaria para lidiar con sus discapacidades y limitaciones. Sin embargo, el estigma social asociado con admitir la depresión hace que sea difícil acercarse y buscar terapia.

Algunos de los signos de depresión incluyen:

- Un sentimiento de impotencia y desesperanza, o que la vida no tiene sentido

- Sin interés en estar con familiares o amigos

- Incapacidad para comunicarse

- Dificultad para prestar atención

- Sin interés en los pasatiempos y actividades que solía disfrutar

- Pérdida de apetito o falta de interés en la comida

- Llorar durante largos períodos de tiempo o muchas veces al día

- Problemas para dormir, ya sea dormir demasiado o muy poco

- Cambios en el nivel de energía y apatía

- Amplios cambios de humor que van del júbilo a la desesperación

- Sintiéndose aislado

- Cambios en el deseo sexual

- Pensamientos suicidas, como hacer planes o tomar medidas para suicidarse, así como pensar con frecuencia en la muerte y morir

Los desafíos de la vida como laringectomizado a la sombra del cáncer hacen que sea aún más difícil lidiar con la depresión. No poder hablar, o incluso tener dificultades para hablar, dificulta la expresión de las emociones y puede llevar al aislamiento. La atención médica y quirúrgica a menudo no es suficiente para abordar estos problemas; se debe dar más énfasis al bienestar mental después de la laringectomía.

Enfrentar y superar la depresión es muy importante, no solo para el bienestar del paciente, sino también para facilitar la recuperación y aumentar las posibilidades de supervivencia y curación final. Existe una creciente evidencia científica de una conexión entre la mente y el cuerpo. Aunque muchas de estas conexiones aún no se comprenden, es bien sabido que las personas que están motivadas para mejorar y exhiben una actitud positiva se recuperan más rápido de enfermedades graves, viven más tiempo y, a veces, sobreviven a enormes probabilidades.

Se anima a las personas que experimentan pensamientos suicidas a buscar ayuda de profesionales de la salud mental como trabajadores sociales, psicólogos y psiquiatras. Pueden llamar a Línea de vida nacional para la prevención del suicidio al 1-800-273-8255 para obtener asistencia inmediata.

Superar la depresión

Es de esperar que uno pueda encontrar la fuerza interior para luchar contra la depresión, especialmente durante la pandemia de COVID.

Algunas de las formas en que los laringectomizados y los pacientes con cáncer de cabeza y cuello pueden superar la depresión incluyen:

- Evite el abuso de sustancias

- Busque ayuda de su médico, enfermera o un miembro de su equipo de atención médica con quien se sienta cómodo

- Excluir causas médicas (p. Ej., Hipotiroidismo, efecto secundario de medicamentos)

- Determine ser proactivo

- Minimizar el estrés

- Dar ejemplo a los demás

- Regresar a actividades anteriores

- Hable con un psicólogo o trabajador social

- Considere la medicación antidepresiva

- Busque el apoyo de familiares, amigos, profesionales, colegas, compañeros laringectomizados y grupos de apoyo.

Estas son algunas de las formas de renovar el espíritu:

- Desarrollar actividades de ocio

- Construye relaciones personales

- Manténgase en forma y activo físicamente

- Reintegración social con familiares y amigos

- Voluntario

- Encuentra proyectos con propósito

- Descanso

El apoyo de familiares y amigos es muy importante. La participación continua y la contribución a la vida de los demás pueden ser estimulantes. Uno puede sacar fuerzas de disfrutar, interactuar e influir en la vida de sus hijos y nietos. Dar el ejemplo a los hijos y nietos de que no se rindan ante la adversidad puede ser la fuerza impulsora para ser proactivos y resistir la depresión.

Involucrarse en actividades que le gustaron antes de la cirugía puede proporcionar un propósito continuo en la vida. La participación en las actividades de un club de laringectomizados local puede ser una nueva fuente de apoyo, consejo y amistad.

También puede ser muy útil buscar la ayuda de un profesional de la salud mental, como un trabajador social, un psicólogo o un psiquiatra. Esto puede resultar más difícil durante la pandemia y la telemedicina puede resultar útil. Existen muchas opciones de tratamiento para la depresión. Estos incluyen psicoterapia, medicamentos y estimulación magnética transcraneal. Es muy importante contar con un médico atento y competente y un patólogo del habla y del lenguaje que pueda brindar un seguimiento continuo. Su participación puede ayudar a los pacientes a lidiar con problemas médicos y del habla emergentes y puede contribuir a su sensación de bienestar.

Se anima a las personas que experimentan pensamientos suicidas a buscar ayuda de profesionales de la salud mental como trabajadores sociales, psicólogos y psiquiatras. Pueden llamar a Línea de vida nacional para la prevención del suicidio al 1-800-273-8255 para obtener asistencia inmediata.

Cómo los laringectomizados pueden hacer frente a la cuarentena COVID -19

La cuarentena forzada impuesta por COVID -19 puede resultar difícil para los laringectomizados. Sus dificultades de comunicación pueden aumentar su aislamiento social, provocando problemas médicos y psicológicos.

Además de tomar medidas para mejorar la vulnerabilidad psicológica (por ejemplo, desarrollar una rutina, leer, ver películas, caminar, hacer ejercicio y aprender una nueva habilidad).

Los laringectomizados pueden considerar lo siguiente:

- Comunicarse con familiares, amigos y grupos de apoyo hablando por teléfono; y envío de correos electrónicos y mensajes de texto mediante computadora, tableta y teléfono inteligente. Hay varias aplicaciones que permiten la comunicación por video (por ejemplo, Skype, FaceTime, Zoom) para mantenerse en contacto. El volumen y la calidad de la voz cuando se usan métodos de telecomunicaciones se pueden mejorar usando un micrófono de mano y colocándolo cerca de la computadora portátil, iPad o iPhone (Imagen 11). Sería útil que los grupos de apoyo continúen reuniéndose usando algunos de estos métodos.

- Aquellos que usan el habla traqueoesofágica pueden aprender a comunicarse a través de otros métodos de habla (por ejemplo, habla esofágica, electrolaringe, lenguaje de señas) en caso de que necesiten tapar la prótesis de voz con fugas.

- No ignorar los problemas médicos, dentales y psicológicos. Continuar recibiendo atención de médicos, dentistas, proveedores de salud mental y patólogos del habla y el lenguaje. Si el acceso físico a ellos es limitado, comuníquese con ellos mediante telemedicina.

- Tener los suministros adecuados necesarios para hablar y cuidar las vías respiratorias (por ejemplo, placa base, HME, balas de solución salina).

A medida que se levanten el confinamiento domiciliario y otras restricciones, sería prudente que los laringectomizados siguieran observando las medidas de precaución. A medida que se adquiere más experiencia clínica en el manejo de la infección por COVID-19 y se dispone de nuevos medicamentos y vacunas, las consecuencias de la infección pueden volverse menos peligrosas.

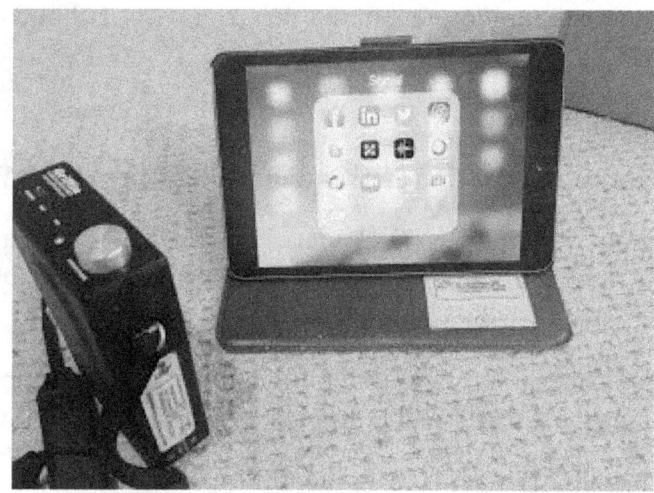

Imagen 11: Colocar el amplificador de voz cerca del iPad aumenta el volumen de la voz

Salir durante la pandemia de COVID-19. ¿Qué deben hacer los laringectomizados?

Los laringectomizados pueden experimentar desafíos sociales y médicos cuando abandonan su hogar durante las pandemias de COVID-19. La mayoría de las personas que no respiran por el cuello no comprenden ni reconocen su afección médica y pueden reaccionar de manera negativa hacia ellos. Pueden alarmarse cuando el laringectomizado tose o estornuda, o se ocupa de su estoma en público.

Algunos de los pasos que pueden tomar los laringectomizados cuando están en público son:

- Limpiar el estoma y la tráquea, incluida la inserción de solución salina en la tráquea y toser las secreciones antes de salir

- Cuidar el estoma y sus secreciones en un lugar privado lejos de los demás (p. Ej., Baño, habitación separada)

- Cubrir el estoma (con una servilleta, paño o codo) cada vez que tosa o estornude. Preferiblemente, esto se hace lejos de otras personas. Al toser con fuerza el estoma puede producir una gran cantidad de gotitas que pueden propagarse e infectar a otros cuando el laringectomizado porta un virus respiratorio como el COVID-19.

- Mantener una distancia de al menos 6 pies (2 metros) de los demás

- Una rutina útil es usar la mano no dominante para tocar el estoma y la mano dominante para otras actividades (por ejemplo, tocar la manija de una puerta).

- Llevar una mascarilla o prenda quirúrgica sobre la boca y la nariz (además otra sobre el estoma). Esto se hace para proteger al laringectomizado de la infección, así como a otros cuando el laringectomizado está infectado. El uso de una máscara sobre la boca y la nariz en público evita que el laringectomizado se destaque de los demás. El uso de la máscara en el estoma y la cara también sirve para evitar que los laringectomizados toquen estos lugares con las manos sucias.

Dado que el confinamiento domiciliario y otras restricciones se están levantando lentamente, sería prudente que los laringectomizados siguieran observando estas medidas de precaución. A medida que se adquiere más experiencia clínica en el manejo de la infección por COVID-19 y se dispone de nuevos medicamentos y vacunas, las consecuencias de la infección pueden volverse menos peligrosas.

Capítulo 3:

Cómo cuidar la fuga o el desplazamiento de la prótesis de voz durante la pandemia de coronavirus

---

Hacer frente a la fuga o el desplazamiento de la prótesis de voz durante la pandemia de corona (COVID-19)

La pandemia de coronavirus (COVID-19) presenta muchos desafíos para los laringectomizados y sus proveedores médicos. Debido a la reducción o disminución de los servicios para pacientes ambulatorios y la disponibilidad de prótesis de voz, las personas que utilizan el habla traqueoesofágica pueden tener problemas para que se les reemplace la prótesis (permanente) cambiada por el médico debido a fugas a través o alrededor de la prótesis. Un paciente con una fuga alrededor o a través de la prótesis de voz tiene un mayor riesgo de aspiración con posibles secuelas, incluida la neumonía, lo que podría llevar a resultados devastadores si los pacientes contraen COVID-19.

Se adjuntan sugerencias sobre cómo hacer frente a estos desafíos:

- Si es posible, cambiar al uso de prótesis de voz cambiadas por el paciente (no permanente)
- Prolongar la vida útil de la prótesis de voz actual manteniéndola limpia con un cepillo de limpieza y una bombilla de lavado y evitando la acumulación de biopelícula de cándida (ver más abajo).

Si se produce una fuga de la prótesis de voz:

- Intentar detener la fuga limpiándola y cepillándola como se sugiere en La Guia del Laringectomizado (páginas 75-19) o en http://dribrook.blogspot.com/p/tracheo-esophageal-voice-prosthesis-tep.html

- Detener la fuga insertando un tapón adecuado (Imagen 12) en la prótesis cada vez que consuma líquidos o dejándola permanentemente y cambiando a un método alternativo de habla (por ejemplo, habla esofágica, electrolaringe)

- Consumir líquidos viscosos que generalmente no gotean (por ejemplo, yogur, jalea, sopa, avena, etc.) a través o alrededor de la prótesis

- Beber una pequeña cantidad de líquido sin un gran esfuerzo mientras está acostado, tragar el líquido como si fuera un alimento, decir algunas palabras cada vez que se ingieren líquidos, puede reducir o evitar que los líquidos se filtren en la tráquea.

- Si la prótesis se ha retirado accidentalmente o se ha desprendido (no aspirado), se puede insertar un catéter de goma roja de 12 Fr / 16 " (Imagen 13) o un dilatador de punción en la punción traquea-esofágica para evitar su cierre hasta que la prótesis de voz sea sustituido. Una ventaja de usar un catéter de goma es que el catéter de goma rojo puede servir como medio alternativo de nutrición hasta que sea posible el reemplazo de la prótesis.

El laringectomizado debe buscar atención médica inmediata si se ha producido la aspiración de la prótesis de voz desplazada, ya que esto puede requerir una intervención urgente para retirarla.

Es útil ponerse en contacto con su patólogo del habla y el lenguaje y / o médico para obtener orientación y cuando se produce una fuga de prótesis de voz.

Puede encontrar más información sobre cómo prevenir y tratar las fugas de la prótesis de voz en las secciones siguientes. La información también está disponible en The Laryngectomee Guide http://goo.gl/z8RxEt y en el sitio web My Voice en http://dribrook.blogspot.com/p/tracheo-esophageal-voice-prosthesis-tep.html

Vea un video que explica qué hacer si la prótesis de voz tiene una fuga en:Https://www.youtube.com/watch?v=w0K98HtE308&feature=youtu.be

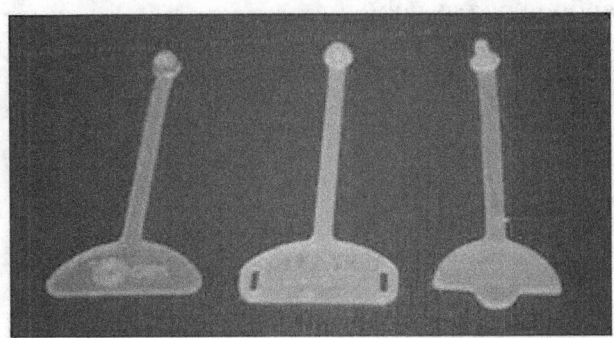

Imagen 12: Tapones para prótesis de voz

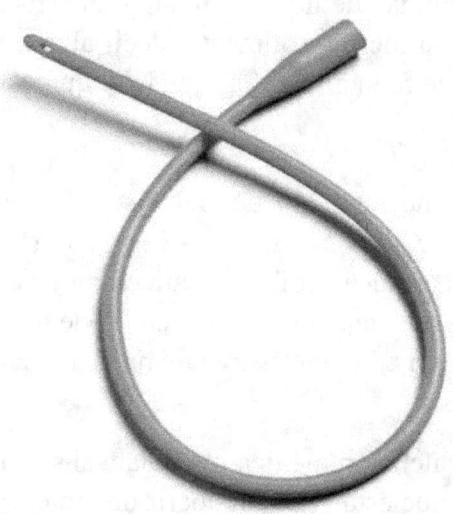

Imagen 13: Catéter rojo

Limpieza de la prótesis de voz y prevención de fugas

Es muy importante mantener limpia la prótesis de voz para asegurar su función y durabilidad adecuadas. Cuando no se limpia adecuadamente, la prótesis puede tener fugas y la capacidad de hablar puede verse comprometida o debilitada. Se recomienda limpiar el espacio interior (lumen) de la prótesis de voz al menos dos veces al día (mañana y tarde), y preferiblemente después de comer porque es el momento en que los alimentos y las mucosidades pueden quedar atrapados. A veces, el moco bloquea la prótesis (al levantarse por la mañana o después de comer) lo que interfiere con la capacidad de hablar. La limpieza es especialmente útil después de comer alimentos pegajosos o cuando la voz es débil.

Para limpiar la prótesis se utilizan un cepillo de limpieza de prótesis y una bombilla de lavado.

Mantenimiento y prevención de fugas

Las pautas de mantenimiento y prevención de fugas son:

- Antes de usar el cepillo provisto por el fabricante (Imagen 14), sumérjalo en una taza de agua caliente y déjelo ahí por unos segundos.

- Inicialmente se debe limpiar la mucosidad alrededor de la prótesis con pinzas preferiblemente con puntas redondeadas. Después de eso, el cepillo proporcionado por el fabricante debe insertarse en la prótesis (no demasiado profundo) y girarse varias veces hacia adelante y hacia atrás. El cepillo debe lavarse a fondo con agua tibia después de cada limpieza. Luego, la prótesis se enjuaga dos veces con agua tibia (no caliente) utilizando la bombilla proporcionada por el fabricante.

- Saque el cepillo y enjuáguelo con agua caliente y repita el proceso 2-3 veces hasta que el cepillo no saque material. Espere hasta que el cepillo deje de estar caliente antes de volver a cepillar la prótesis. Tenga cuidado de no insertarlo más allá de la válvula interna de la prótesis de voz para evitar traumatizar el esófago con el calor excesivo.

- Enjuague la prótesis de voz dos veces utilizando la bombilla proporcionada por el fabricante (Imagen 15) con agua potable tibia (¡no caliente!). Para evitar dañar el esófago, beba primero un sorbo de agua para asegurarse de que la temperatura del agua no sea demasiado alta. El bulbo de lavado debe introducirse en la abertura de la prótesis mientras se aplica una ligera presión para sellar completamente la abertura. El ángulo en el que se debe colocar la punta de la bombilla varía entre individuos. (El SLP puede proporcionar instrucciones sobre cómo elegir el mejor ángulo). El lavado de la prótesis se debe realizar con cuidado porque el uso de demasiada presión puede provocar salpicaduras de agua en la tráquea. Si el enjuague con agua es problemático, el enjuague también se puede usar con aire.

- Evitar la formación de biopelículas por levaduras y bacterias (ver más abajo)

El agua tibia funciona mejor que el agua a temperatura ambiente para limpiar la prótesis probablemente porque disuelve las secreciones secas y la mucosidad y quizás incluso elimina (o incluso mata) algunas de las colonias de levadura que se habían formado en la prótesis.

Los fabricantes de cada cepillo de prótesis de voz y bombilla de enjuague proporcionan instrucciones sobre cómo limpiarlos y cuándo deben desecharse. El cepillo debe reemplazarse cuando sus roscas se doblen o desgasten.

El cepillo de la prótesis y la perilla de lavado deben limpiarse con agua caliente, cuando sea posible, y jabón y secarse con una toalla después de cada uso. Una forma de mantenerlos limpios es colocarlos sobre una toalla limpia y exponerlos a la luz solar durante unas horas, todos los días. Esto aprovecha el poder antibacteriano de la luz ultravioleta del sol para reducir la cantidad de bacterias y hongos.

Colocar 2-3 cc de solución salina estéril (Imagen 16) en la tráquea al menos dos veces al día (y más si el aire es seco), usar un HME 24/7 y usar un humidificador puede mantener la mucosidad húmeda y reducir la obstrucción de la prótesis de voz.

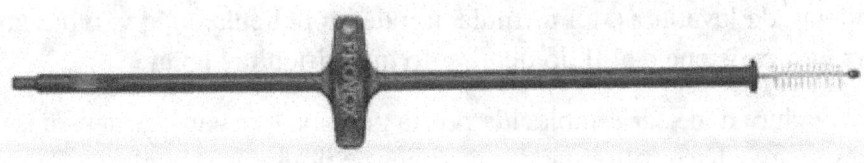

Imagen 14: Un cepillo de limpieza para prótesis de voz (Atos Medical)

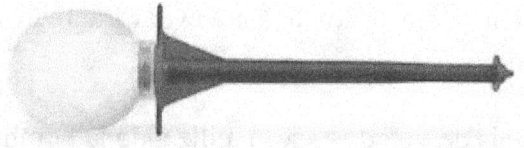

Imagen 15: Un bulbo de lavado de prótesis de voz (Atos Medical)

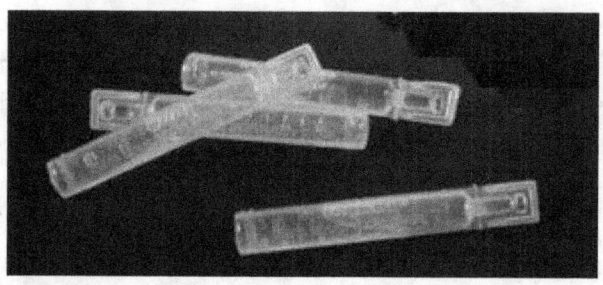

Imagen 16: Un vial de solución salina estéril para uso en las vías respiratorias ("Bala de solución salina")

Evitar que la biopelícula de levaduras y bacterias crezca en la prótesis de voz

El crecimiento excesivo de levaduras y bacterias en forma de biopelícula (una película delgada y viscosa de microorganismos que se adhiere a una superficie) en la prótesis de voz es una de las causas de que la prótesis gotee y, por lo tanto, falle. Sin embargo, se necesita algo de tiempo para que la levadura y las bacterias crezcan en una prótesis de voz recién instalada y formen la biopelícula que evita que las válvulas se cierren por completo. En consecuencia, es poco probable que se produzcan fallos inmediatamente después de la instalación de la prótesis de voz debido al crecimiento de levaduras. La formulación de biopelícula en la válvula también puede conducir a una mayor resistencia al flujo de aire, lo que dificulta hablar.

La presencia de levadura debe ser establecida por la persona que cambia la prótesis de voz defectuosa. Esto se puede hacer observando las típicas colonias de levadura (Candida) que evitan que la válvula se cierre y, si es posible, enviando una muestra de la prótesis de voz para hongos. cultura.

Los agentes antimicóticos Mycostatin y Clotrimazole (Mycelex), pueden usarse para prevenir la falla de la prótesis de voz debido a la levadura. Están disponibles con receta médica en forma de suspensión o tabletas (Mycostain) y trociscos (Mycelex). Los comprimidos de Mycostatin se pueden triturar y disolver en agua. Existe información anecdótica de que el vinagre de sidra de manzana que se sabe que inhibe el crecimiento de cándida puede usarse para hacer gárgaras y tragarse para prevenir el crecimiento de levadura en la prótesis de voz.

La administración automática de terapia antifúngica (por ejemplo, micostatina) solo porque se asume que la levadura es la causa del fallo de la prótesis de voz puede ser inapropiada sin pruebas. Es caro, puede hacer que la levadura desarrolle resistencia al agente y puede causar efectos secundarios innecesarios.

Hay, sin embargo, excepciones a esta regla. Estos incluyen la administración de agentes antifúngicos preventivos a diabéticos; los que reciben antibióticos; quimioterapia o esteroides; y aquellos en los que la colonización por levaduras es evidente (lengua cubierta, etc.).

Existen varios métodos que ayudan a evitar que la levadura crezca en la prótesis de voz:

- Reducir el consumo de azúcares en alimentos y bebidas, cepillar bien los dientes después de consumir alimentos y / o bebidas azucaradas.

- Lávese bien los dientes después de cada comida y especialmente antes de irse a dormir.

- Limpie su dentadura postiza a diario.

- Los diabéticos deben mantener niveles adecuados de azúcar en sangre.

- Tome antibióticos y corticosteroides solo si son necesarios.

- Después de usar una suspensión oral de un agente antifúngico, espere 30 minutos para que actúe y luego cepíllese los dientes. Esto se debe a que algunas de estas suspensiones contienen azúcar.

- Sumerja el cepillo de la prótesis de voz en una pequeña cantidad de suspensión de micostatina o vinagre y cepille la prótesis de voz interna antes de irse a dormir. (Se puede preparar una suspensión casera disolviendo un cuarto de tableta de micostatina en 3-5 cc de agua). Esto dejaría parte de la suspensión dentro de la prótesis de voz. La suspensión no utilizada debe desecharse. No coloque demasiada micostatina o vinagre en la prótesis para evitar que gotee en la tráquea. Hablar unas palabras después de colocar la suspensión la empujará hacia la parte interna de la prótesis de voz.

- Consuma probióticos comiendo yogur de cultivo activo y / o una preparación probiótica.

• Cepille suavemente la lengua si está cubierta de levadura (placas blancas)

• Reemplace el cepillo de dientes después de superar un problema de levadura para evitar que se vuelva a colonizar con levaduras

• Mantenga limpio el cepillo de la prótesis

Capítulo 4:

Moco, cuidados respiratorios y estado físico durante la pandemia de COVID-19

Producción de moco y aumento de la humedad del aire.

Antes de convertirse en laringectomizado, el aire inhalado se calienta a la temperatura corporal, se humidifica y se limpia de organismos y partículas de polvo por la capacidad de filtración de la parte superior del sistema respiratorio. Dado que estas funciones no ocurren después de la laringectomía, es importante restaurar las funciones perdidas que antes proporcionaba la parte superior del sistema respiratorio. Estas prácticas deben continuar durante la pandemia de COVID-19.

Cuando la humedad del aire inhalado es demasiado baja, la tráquea puede secarse, agrietarse y producir algo de sangrado. Si el sangrado es significativo o no responde a un aumento de humedad, se debe consultar a un médico. Además, si la cantidad o el color de la mucosidad es preocupante, debe comunicarse con su médico.

La sequedad traqueal, la irritación y la sobreproducción de moco pueden conducir al desarrollo de tapones de moco. Estos tapones pueden causar obstrucción de las vías respiratorias que puede provocar el colapso de secciones (atelectasia) de los pulmones. Una tráquea irritada puede ser más susceptible al COVID-19 y otros virus del tracto respiratorio.

Los pasos para lograr una mejor humidificación y una producción de moco más saludable incluyen:

- Usar un filtro intercambiador de calor y humedad (HME) las 24 horas del día, los 7 días de la semana, que mantiene la humedad traqueal más alta y conserva el calor dentro de la tráquea y los pulmones.

- Mojar la cubierta del soma (o babero) para respirar aire húmedo (en aquellos que usan una cubierta de estoma). Aunque es menos efectivo que un HME, humedecer el filtro de espuma o la cubierta del estoma con agua limpia también puede ayudar a aumentar la humidificación.

- Beber suficiente líquido para mantenerse bien hidratado

- Insertar 3-5 cc de solución salina (preferiblemente usando solución salina "Bullets") en el estoma de 3 a 5 veces al día

- Usar un humidificador en la casa para lograr aproximadamente un 40-50% de humedad y conseguir un higrómetro para controlar la humedad. Esto es importante tanto en verano cuando se usa aire acondicionado como en invierno cuando se usa calefacción.

- Usar botella nebulizadora dos veces al día

- Respirar vapor generado por agua hirviendo o una ducha caliente

.

Puede obtener más información sobre el tratamiento de estas afecciones en La Guia del Laringectomizado http://bit.ly/38BJUnt y https://dribrook.blogspot.com/p/mucous-and-airway-care.html

Rehabilitación respiratoria

Después de la laringectomía, el aire inhalado pasa por alto la parte superior del sistema respiratorio y entra en la tráquea y los pulmones directamente a través del estoma. El cambio afecta los esfuerzos necesarios para respirar y las posibles funciones pulmonares. Esto requiere ajuste y reentrenamiento. Respirar es más fácil para los laringectomizados porque hay menos resistencia al flujo de aire cuando el aire pasa por alto la nariz y la boca. Debido a que es más fácil llevar aire a los pulmones, los laringectomizados ya no necesitan inflar y desinflar los pulmones tan completamente como antes. Por lo tanto, es común que los laringectomizados desarrollen una capacidad pulmonar y una capacidad respiratoria reducidas. Esto eventualmente puede conducir al colapso de porciones de la base del lóbulo inferior de los pulmones (atelectasia). La atelectasia de porciones de los pulmones puede aumentar el riesgo de contraer infecciones por virus respiratorios y dificultar la ventilación adecuada del paciente.

Hay varias medidas disponibles para los laringectomizados que pueden preservar y aumentar su capacidad pulmonar:

- El uso de un filtro intercambiador de calor y humedad (HME) puede crear resistencia al intercambio de aire. Esto obliga al individuo a inflar completamente sus pulmones para obtener la cantidad necesaria de oxígeno.

- Ejercicios de respiración regulares bajo supervisión médica y la guía de un terapeuta respiratorio. Esto puede hacer que los pulmones se inflen por completo y mejorar la capacidad cardíaca y respiratoria de las personas. Una forma de mejorar la capacidad respiratoria es mediante el uso de un espirómetro de incentivo modificado (un dispositivo que hace que la bola se eleve al rango indicado). Uno puede marcar su progreso con un puntero de revestimiento. (Imagen 17) El espirómetro se puede modificar para el uso de laringectomizados reemplazando la boquilla con una tetina de biberón de gran diámetro que se coloca sobre el estoma. Otra forma de expandir los pulmones es tomar de 2 a 3 respiraciones profundas, contener y dejar salir el aire lentamente.

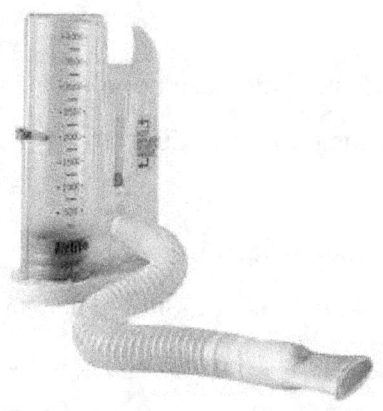

Imagen 17: Espirómetro de incentivo

- Usar respiración diafragmática. Este método de respiración permite una mayor utilización de la capacidad pulmonar. Este método de respiración puede usarse al descansar o hacer ejercicio (por ejemplo, caminar, andar en bicicleta). (vea abajo)

Puede obtener más información sobre el tratamiento de estas afecciones en La guía del Laringectomizado http://bit.ly/38BJUnt y https://dribrook.blogspot.com/p/mucous-and-airway-care.html

Mantenerse en forma y tener una nutrición adecuada durante la pandemia de COVID-19

Mantenerse en forma y hacer ejercicio durante la pandemia de COVID-19 puede ser difícil. A medida que las personas se aíslan y practican el distanciamiento social, muchos gimnasios están cerrados. Al mismo tiempo, es importante que los laringectomizados sigan haciendo ejercicio y manteniéndose lo más activos posible, tanto para su salud física como mental. La realización de ejercicios físicos y la conducción de bicicletas estáticas se pueden realizar en casa y proporcionan un modo excelente de mantenerse en forma. Es útil caminar al aire libre mientras se mantiene el distanciamiento social y se usa una máscara protectora y HME.

Las personas que consumen una dieta bien equilibrada tienden a ser más saludables con un sistema inmunológico más fuerte y tienen un menor riesgo de enfermedades crónicas y enfermedades infecciosas. Comer una dieta adecuada es muy importante y puede ser un desafío para los laringectomizados con dificultades para tragar. (ver más en https://dribrook.blogspot.com/p/eating-and-swallowing-issues.html) Una nutrición e hidratación adecuadas durante el brote de COVID-19 son vitales según la Organización Mundial de la Salud (OMS) (http: //www.emro.who.int/nutrition/nutrition-infocus/nutrition-advice-for-adults-during-the-covid-19-outbreak.html) Su consejo nutricional para adultos es comer una variedad de alimentos frescos y sin procesar. alimentos todos los días para obtener las vitaminas, minerales, fibra dietética, proteínas y antioxidantes que el cuerpo necesita. Beber suficiente agua también es importante. La OMS recomienda evitar el azúcar, la grasa y la sal para reducir significativamente el riesgo de sobrepeso, obesidad, enfermedades cardíacas, accidentes cerebrovasculares, diabetes y ciertos tipos de cáncer.

Capítulo 5:

Tratar la fibrosis y el linfedema y tratar la dilatación esofágica

---

Tratamiento de fibrosis y linfedema durante la pandemia de COVID-19

Es importante que las personas que recibieron radioterapia y / o cirugía por cáncer de cabeza y cuello continúen tratando su fibrosis y linfadenitis de cuello y cara después de la radiación.

Esto puede ser difícil durante la pandemia de COVID-19 ya que el acceso a los fisioterapeutas y al especialista en linfedema puede ser limitado o ausente. Algunos terapeutas ofrecen tratamiento mediante telemedicina. La mayoría de los terapeutas alientan a sus pacientes a seguir utilizando sus modalidades de tratamiento y ejercicios en casa.

Tratamiento de la fibrosis que se puede realizar en casa e incluye estirar los músculos del cuello mediante ejercicios como flexiones de la barbilla, rotación de la cabeza, encogimiento de hombros y círculos con los hombros. El ejercicio puede reducir la tensión del cuello y aumenta el rango de movimiento del cuello. Es necesario realizar estos ejercicios durante toda la vida para mantener una buena movilidad del cuello.

El tratamiento del linfedema que se puede realizar en el hogar incluye drenaje linfático manual, vendajes y prendas de compresión, ejercicios de recuperación y cuidado de la piel.

Es mejor consultar a los terapeutas para averiguar las modalidades de tratamiento adecuadas que deben seguir.

Puede obtener más información sobre el tratamiento de estas afecciones en La Guia del Laringectomizado http://bit.ly/38BJUnt y https://dribrook.blogspot.com/p/lymphedema-and-neck-swelling.html (para linfedema) and https://dribrook.blogspot.com/p/radiation-side-effects.html (para fibrosis)

Cómo hacer frente al estrechamiento neofaríngeo o esofágico durante la pandemia de COVID-19

La pandemia de corona (COVID-19) presenta muchos desafíos para los pacientes con cáncer de cabeza y cuello y sus proveedores médicos. Debido a la reducción o disminución de los servicios ambulatorios, es posible que no se disponga de dilatación neofaríngea y / o esofágica para el estrechamiento del esófago.

Se adjuntan sugerencias sobre cómo hacer frente a estos desafíos:

• Realización de la dilatación en casa mediante un dispositivo de autodilatación

• Considerar un tratamiento que resuelva el estrechamiento (es decir, stent, tratamiento con láser)

• Alterando temporalmente la dieta a blanda o líquida

• Usar una sonda gástrica para alimentarse

Es útil ponerse en contacto con el patólogo del habla y lenguaje y / o médico para obtener orientación. Muchas instituciones realizan dilataciones a quienes no pueden consumir suficientes calorías y líquidos.

Puede obtener más información sobre el tratamiento de estas afecciones en La Guia del Laringectomizado en http://bit.ly/38BJUnt y https://dribrook.blogspot.com/p/eating-and-swallowing-issues.html

Capítulo 6:

Hospitalización

La admisión al hospital requiere preparación para los laringectomizados debido a sus necesidades especiales en suministros y sus dificultades de comunicación. Es mejor prepararse para una posible admisión de antemano en caso de que sea urgente.

Preparar un kit con información y material esencial para ir al hospital.

Es posible que los laringectomizados necesiten recibir atención médica de emergencia y que no sea de emergencia en un hospital u otro centro médico. Debido a su dificultad para comunicarse con el personal médico y brindar información, especialmente cuando se encuentran en peligro, es útil preparar una carpeta con esta información. Además, es útil llevar un kit (Imagen 18) que contenga los elementos y suministros necesarios para mantener su capacidad de comunicarse y cuidar su estoma. El equipo debe guardarse en un lugar de fácil acceso en caso de emergencia.

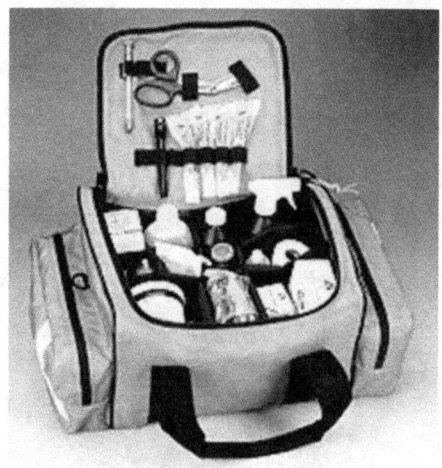

Imagen 18: Kit de emergencia

El kit debe contener lo siguiente:

• Un resumen actualizado del historial médico y quirúrgico, alergias y diagnósticos

• Una lista actualizada de los medicamentos tomados y los resultados de todos los procedimientos, y los resultados de los exámenes radiológicos, exploraciones y pruebas de laboratorio. Estos pueden colocarse en un disco o unidad flash USB

• Información de contacto y comprobante de seguro médico

• Información (teléfono, correo electrónico, dirección) del médico (s) del laringectomizado, patólogo del habla y lenguaje, miembros de la familia y amigo (s)

• Una figura o dibujo de una vista lateral del cuello que explica la anatomía de las vías respiratorias superiores del laringectomizado y, si es relevante, dónde se encuentra la prótesis de voz.

• Un bloc de papel y un bolígrafo

• Una electrolaringe con baterías adicionales (incluso para quienes usan prótesis de voz)

• Una caja de pañuelos de papel

• Un suministro de balas de solución salina, filtros HME, carcasa HME y los suministros necesarios para aplicarlos y quitarlos (por ejemplo, alcohol, Remove, Skin Tag, pegamento) y para limpiar la prótesis de voz (cepillo, bulbo de enjuague)

• Pinzas, espejo, luz de flash (con baterías adicionales)

Tener estos elementos disponibles cuando busca atención de emergencia o atención regular puede ser de vital importancia. También es importante llevar un brazalete o muñequera que identifique al laringectomizado como respirador de cuello. (Imagen 19).

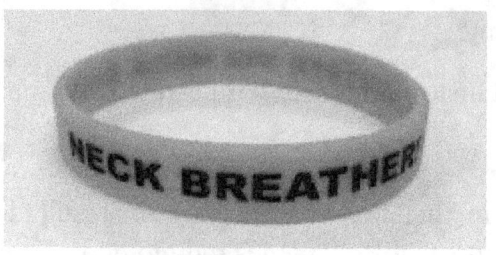

Imagen 19: Brazalete del respirador de cuello

Garantizar una atención adecuada durante la hospitalización para los que respiran por el cuello, incluidos los laringectomizados

Los que respiran por el cuello corren un alto riesgo de recibir una atención inadecuada cuando están hospitalizados. El personal médico a menudo no es consciente de su condición, no sabe cómo cuidar sus vías respiratorias y es posible que no sepa cómo comunicarse con ellos.

La pandemia de COVID-19 creó una mayor carga de trabajo para el personal del hospital y puede dificultar la atención a las necesidades especiales de los laringectomizados. Porque la mayoría de los hospitales limitan o prohíben la presencia de acompañantes de los pacientes, lo que dificulta la comunicación de los laringectomizados con el personal.

Por lo tanto, es importante tomar ciertas medidas para garantizar que la atención sea adecuada:

1. Informar a la enfermera jefe de la sala y al médico tratante sobre las necesidades generales y específicas del laringectomizado. En caso de admisión electiva, esto puede hacerse antes de la admisión para permitir que el personal se prepare y obtenga los suministros y el equipo adecuados.
2. Recuerde al jefe de enfermería de la sala, al médico tratante y al anestesista (cuando se someta a un procedimiento con sedación o cirugía) sobre la forma correcta de administrar la anestesia, la succión, la ventilación y la intubación). Muéstreles el video en YouTube: https://goo.gl/Unstch El video también está disponible en DVD que se puede obtener de forma gratuita en Atos medical. (Imagen 20)

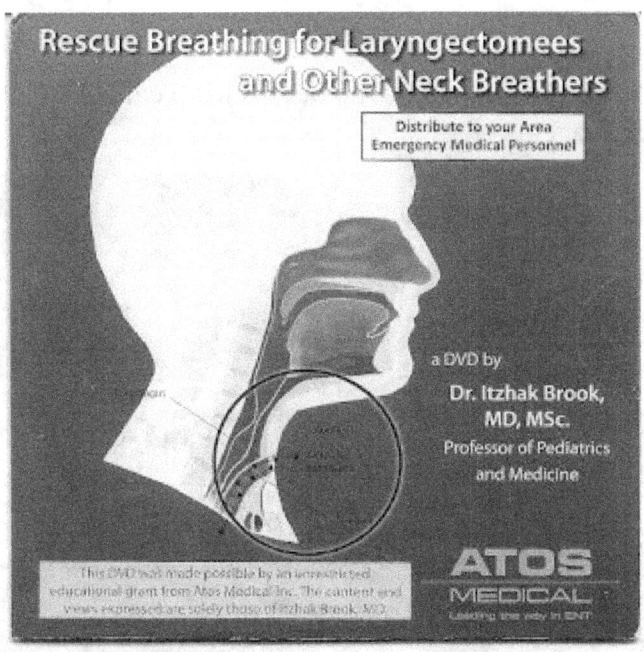

Imagen 20: DVD de respiración boca a boca de laringectomizados

1. Informar al dietista sobre las necesidades alimentarias del laringectomizado.

2. Informar y, cuando sea posible, reunirse con el patólogo del habla y el lenguaje del hospital para garantizar la atención adecuada y la disponibilidad de suministros adecuados.

3. Los laringectomizados que experimenten dificultades para tragar deben solicitar que los medicamentos administrados por vía oral se administren en forma líquida o fácil de tragar.

4. Solicitar suministros y equipos específicos para garantizar una atención respiratoria adecuada, como balas de solución salina, humidificador y máquina de succión.

5. Continúe recordando a cada miembro del personal que atiende al laringectomizado acerca de su condición. Esto lo puede hacer el paciente y / o el defensor.

6. Informar a la enfermera jefe; médico tratante y / o defensor del paciente en el hospital si la atención médica no es adecuada o si se cometen errores.

7. Solicitar que se coloquen en la habitación del paciente carteles que informen al personal sobre el laringectomizado. (Imagen 21)

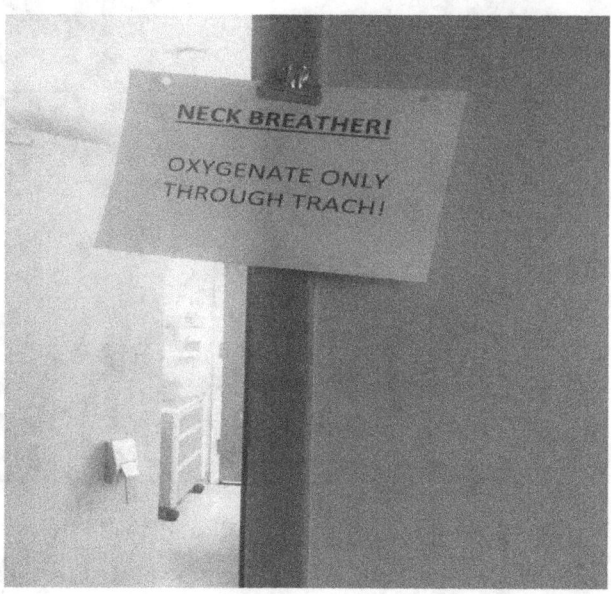

Imagen 21: Señales en la habitación del hospital del paciente que informan al personal sobre el laringectomizado

8. Use la pulsera de identificación del paciente del hospital en la misma mano que los identifica como respiradores de cuello. (Imagen 22) Debido a que se requiere que el personal revise continuamente la pulsera de identificación del paciente, se les recordará la condición

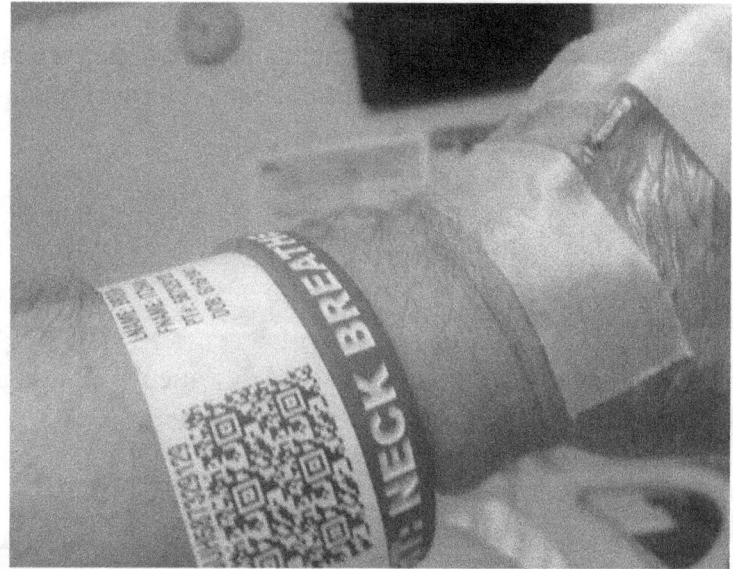

Imagen 22: Uso de la pulsera de identificación del paciente del hospital en la misma mano

9. Asegúrese de que el laringectomizado pueda comunicarse con el personal. Aquellos que usan el habla traqueoesofágica pueden necesitar usar métodos alternativos de habla como una electrolaringe y / o comunicarse a través de dispositivos generadores de voz y escritura, es decir, computadora portátil, teléfono inteligente, etc.

10. Preparar un botiquín con información y material esencial cuando vaya al hospital (ver arriba)

Capítulo 7:

Pautas para la atención del cáncer de cabeza y cuello durante la pandemia de COVID-19

Atención del cáncer de cabeza y cuello durante la pandemia de COVID-19

Un artículo especial publicado por el Dr. Givi y sus colegas en JAMA Otolaryngology-Head & Neck Surgery, presentó pautas para el examen físico de cabeza y cuello y procedimientos quirúrgicos y no quirúrgicos durante la pandemia de coronavirus (COVID-19).

Debido a que los exámenes de cabeza y cuello se consideran de alto riesgo en pacientes con COVID-19 presunto o confirmado, los autores desarrollaron recomendaciones para los trabajadores de la salud basadas en la revisión de la literatura y la comunicación con médicos con conocimiento de primera mano de los procedimientos de seguridad durante la pandemia de COVID-19.

Las pautas establecieron que:

1. Las citas no urgentes deben posponerse para limitar la infección de pacientes o trabajadores de la salud. Esto puede incluir posponer las citas para pacientes con enfermedades benignas y para aquellos que se someten a vigilancia de rutina después del tratamiento para el cáncer de cabeza y cuello.

2. Los pacientes deben ser consultados por teléfono sobre signos o síntomas nuevos o preocupantes que puedan indicar recurrencia y / o problemas pendientes, así como síntomas que sugieran COVID-19.

3. Se deben ofrecer visitas clínicas en persona a las personas en riesgo de sufrir resultados negativos importantes sin evaluación.

4. Mantener las relaciones con los pacientes y respaldar las evaluaciones que se pueden realizar sin exámenes en persona. Se debe considerar el uso de visitas por teléfono, video o telemedicina.

5. Los exámenes en persona deben limitarse a los pacientes que necesitan un examen completo de la cabeza y el cuello (por ejemplo, visitas posoperatorias, complicaciones de la prótesis traqueoesofágica, síntomas relacionados con la recurrencia del cáncer, etc.). Se proporcionan pautas detalladas para exámenes físicos y procedimientos asociados.

Se espera que seguir rutinas y procedimientos cuidadosamente planificados permita brindar la atención adecuada y ayude a proteger la seguridad y la salud de los proveedores de salud y los pacientes.

Para leer las Pautas, haga clic en este enlace.https://jamanetwork.com/journals/jamaotolaryngology/fullarticle/2764032

Hennessy y otros, presentan las consideraciones especiales y las recomendaciones de mejores prácticas en el manejo de pacientes con laringectomía total. También discuten recomendaciones para pacientes con laringectomía y cómo minimizar las exposiciones de la comunidad.

https://authorea.com/users/5588/articles/440471-a-commentary-on-the-management-of-total-laryngectomy-patients?commit=79a4762517151daa75e748822146d03e37328943

Capítulo 8:

Hacer la casa a prueba de Coronavirus

Cómo proteger su hogar contra el coronavirus

Se recomienda quedarse en casa tanto como sea posible durante la pandemia de COVID-19. Sin embargo, en algún momento es necesario realizar viajes al supermercado o farmacia.

Debido a que las recomendaciones para COVID-19 pueden cambiar, es importante monitorear el departamento de salud local y los Centros para el Control y la Prevención de Enfermedades para obtener actualizaciones.

Es mejor designar a una sola persona para que sea el encargado de los recados del hogar para limitar las exposiciones externas. Puede ser útil instalar una estación de desinfección en un área fuera de la casa o en una habitación con poco tráfico donde se pueda desinfectar o dejar alimentos empaquetados.

Mientras está fuera de casa:

- Evitar acercarse a menos de seis pies de otros
- Limpiar las asas de los carritos o cestas mientras compra
- Usar máscara en todo momento, especialmente cerca de otras personas.
- No es necesario llevar guantes. Sin embargo, es importante lavarse las manos con frecuencia mientras está fuera y evitar tocarse la cara.

Cuando regrese a casa:

- Lavarse las manos con agua y jabón durante 20 segundos

- Desinfecte las cajas de comida para llevar y los alimentos envasados en su estación de desinfección

- Lave bien los productos antes de ponerlos en su cocina.

Desinfectante

- Desinfecte todo lo que toque: pomos de puertas, interruptores de luz, teclas, teléfono, teclados, controles remotos, etc.

- Usar desinfectantes aprobados por la EPA (estos incluyen las toallitas desinfectantes Clorox y ciertos aerosoles Lysol) y dejar las superficies húmedas durante 3-5 minutos.

Pedido a domicilio

- Pedir a los trabajadores que dejen las entregas en la puerta o en un área designada

- Si necesitan que usted se acerque a la puerta, mantenga una distancia de seis pies

- Pagar y dar propinas en línea cuando sea posible

- Después de recoger el correo del buzón, lávese las manos

- Guarde el correo y los buzones durante 1-2 días antes de abrirlos. Si esto no es posible, lávese las manos después de manipularlas.

Lavandería

• Lavar la ropa, las toallas y la ropa de cama con regularidad en el ambiente más cálido.

• Desinfectar el cesto de la ropa también o colocar un forro extraíble en su interior

• No sacudir la ropa sucia para evitar la dispersión del virus en el aire

Invitados

• No permita que los invitados pasen cuando se requiera distanciamiento social

• Cuando aloje a un familiar o amigo, evite los espacios de vida compartidos tanto como sea posible

• Cuando necesiten ingresar a espacios de vida compartidos, manteniendo una distancia de seis pies

Si alguien en la casa se enferma

- Primero, consulte a su médico

- Aislarlos en otra habitación y pedirles que usen un baño separado

- Desinfectar las superficies que se tocan con frecuencia todos los días

- Evitar compartir elementos con ellos.

- Usar guantes al lavar la ropa.

- Continuar lavándose las manos con frecuencia

- Pedirles que usen una mascarilla si la tienen

Necesidad de suministros

- Desinfectantes aprobados por la EPA

- Si uno no tiene desinfectantes, hacer una solución de lejía mezclando cuatro cucharaditas de lejía por litro de agua; o usando una solución de alcohol al 70%

- Detergente de lavandería

- Bolsas de basura

- Medicamentos recetados (pueden solicitarse por correo)

- Alimentos enlatados: frutas, verduras, frijoles

- Productos secos: panes, pastas, mantequillas de nueces

- Alimentos congelados: carnes, verduras, frutas

Mascotas

- Supervisar las mascotas en el patio trasero

- Mantener la distancia de otros seres humanos al jugar o caminar con mascotas

- Pedirle a alguien en el hogar que los cuide mientras está enfermo

- Si uno debe cuidar a las mascotas mientras está enfermo, lavarse las manos con frecuencia

---

El capítulo fue modificado de un artículo de Scottie Andrew, CNN

Las fuentes de información son:

Dra. Leana Wen, ex comisionada de salud de la ciudad de Baltimore, médica de emergencia y profesora de salud pública en la Universidad George Washington en Washington.

Dr. Koushik Kasanagottu, médico residente de medicina interna del Centro Médico John Hopkins Bayview en Baltimore, Maryland.

Dr. Richard Kuhn, virólogo, director del Instituto Purdue de Inflamación, Inmunología y Enfermedades Infecciosas y editor en jefe de la revista "Virology".

Centros de Control y Prevención de Enfermedades.

Apéndice

Recursos útiles

- Información de la Sociedad Estadounidense del Cáncer sobre el cáncer de cabeza y cuello en: http://www.cancer.gov/cancertopics/types/head-and-neck/

- Sitio de apoyo oncológico del Reino Unido sobre cáncer de cabeza y cuello en: https://www.macmillan.org.uk/information-and-support/larynx-cancer

- Asociación Internacional de Laringectomizados en:https://www.theial.com/

- Fundación del Cáncer Oral en:http://oralcancerfoundation.org/

- Fundación contra el cáncer de boca en: http://www.mouthcancerfoundation.org/

- Apoyo para personas con cáncer oral y de cabeza y cuello en: http://www.spohnc.org/

- Un sitio que contiene enlaces útiles para laringectomizados y otros pacientes con cáncer de cabeza y cuello en: http://www.bestcancersites.com/laryngeal/

- Boletín de laringectomizados por Itzhak Brook MD. Manejo de COVID-19 en laringectomizados https://laryngectomeenewsletter.blogspot.com/

- Alianza contra el cáncer de cabeza y cuello en:http://www.headandneck.org/

- Comunidad de apoyo de Alianza contra el cáncer de cabeza y cuello en: http://www.inspire.com/groups/head-and-neck-cancer-alliance/

- WebWhispers at: http://www.webwhispers.org/

- Libro de autoayuda para laringectomizados de Edmund Lauder: https://www.inhealth.com/product_p/ta5000.htm

- Mi Voz - Itzhak Brook MD information Website at: http://dribrook.blogspot.com

- La Guía del Laringectomizado por Itzhak Brook MD. Libro de bolsillo y Kindle en

  http://amzn.to/150n3to Descarga gratuita en

  http://www.entnet.org/content/laryngectomee-guide

- La Guía del Laringectomizado, Edición ampliada, 4ª edición por Itzhak Brook MD, Libro

  de bolsillo y Kindle en https://www.amazon.com/dp/1795508299 Descarga gratuita en

  http://bit.ly/38BJUnt

- Brook I. Mi voz: la experiencia personal de un médico con el cáncer de garganta.

  Createspace, Charleston SC, 2009. ISBN:1-4392-6386-8 Libro de bolsillo y Kindle en

  http://goo.gl/j3r51V Descarga gratuita en https://dribrook.blogspot.com/p/my-voice-

  physicians-personal-experience.html

Grupos de laringectomizados en Facebook

- Laryngectomy Support

- Strictly speaking a laryngectomy

- Lary's speakeasy throat cancer group

- Survivors of head and neck cancer

- Throat and oral cancer survivors

- Head and neck cancer survivors

- Support for People with Oral and Head and Neck Cancer (SPOHNC)

- National Association of Laryngectomy Clubs (NALC)

- Webwhispers Facebook group

- Care givers for laryngectomees

Lista de los principales proveedores médicos para laringectomizados

- Atos Medical: http://www.atosmedical.us/

- Bruce Medical Supplies: http://www.brucemedical.com/

- Fahl Medizintechnik: http://www.fahl-medizintechnik.de/

- Griffin Laboratories: http://www.griffinlab.com/

- InHealth Technologies: http://store.inhealth.com/

- Lauder The Electrolarynx Company: http://www.electrolarynx.com/

- Luminaud Inc.: http://www.luminaud.com/

- Romet Electronic larynx: http://www.romet.us/

- Ultravoice: http://www.ultravoice.com/

- Ceredas : http://www.ceredas.com/

Sobre el autor

El Dr. Itzhak Brook es un médico que se especializa en pediatría y enfermedades infecciosas. Es profesor de pediatría en la Universidad de Georgetown en Washington D.C. y sus áreas de especialización son las infecciones anaeróbicas y de cabeza y cuello, incluida la sinusitis. Ha realizado una extensa investigación sobre infecciones del tracto respiratorio e infecciones posteriores a la exposición a radiación ionizante. Es editor de tres y editor asociado de cuatro revistas médicas. El Dr. Brook es el autor de "Mi voz: la experiencia personal de un médico con el cáncer de garganta", "La guía de laringectomizados" y "En las arenas del Sinaí, el relato de un médico sobre la guerra de Yom-Kipur". Es miembro de la junta de Head and Neck Cancer Alliance. El Dr. Brook recibió el premio 2012 J. Conley Medical Ethics Lectureship Award otorgado por la Academia Americana de Otorrinolaringología-Cirugía de Cabeza y Cuello. El Dr. Brook fue diagnosticado con cáncer de garganta en 2006 y se convirtió en laringectomizado en 2008.